INFORMATIONS PERSONELLES

1 Nom / Prénom:
....

2 Adresse :
....
....

3 N° de Téléphone:
Portable : ....
Fixe : ....

4 Mail : ....

5 Groupe sanguin : ;..
Allergies : ....

CONTACTS EN CAS D'URGENCE

1

Nom / Prénom:
....

Portable : ....
Fixe : ....

2

Nom / Prénom:
....

Portable : ....
Fixe : ....

3

Nom / Prénom:
....

Portable : ....
Fixe : ....

CONTACTS IMPORTANTS

1
Médecin traitant :
....

Téléphone : ....
Mail : ....

2
Médecin spécialiste :
....

Téléphone : ....
Mail : ....

3
Auxiliaire médical :
....

Téléphone : ....
Mail : ....

ABREVIATIONS

TA : TENSION ARTERIELLE
Force exercée par le sang en circulation sur la paroi des artères. Définition Organisation Mondiale de la Santé.

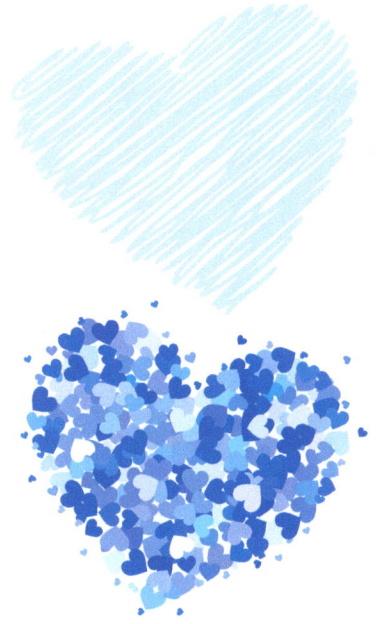

FC : FREQUENCE CARDIAQUE
Nombre de battements du cœur par minute.

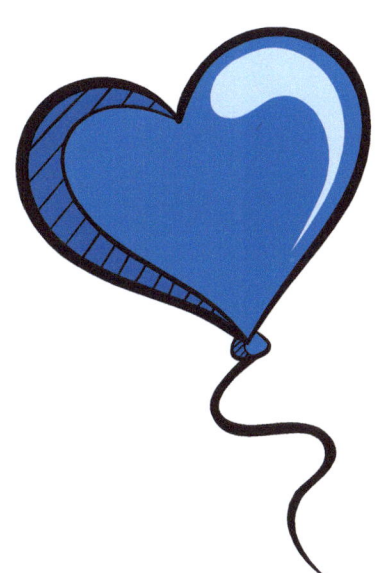

HGT : HEMOGLUCOTEST
Ou glycémie capillaire : quantité de sucre dans le sang.

T°C : TEMPERATURE CORPORELLE
Niveau de chaleur d'un corps.

LISTING HEBDOMADAIRE

LUNDIS
- [ ]
- [ ]
- [ ]
- [ ]

MARDIS
- [ ]
- [ ]
- [ ]
- [ ]

MERCREDIS
- [ ]
- [ ]
- [ ]
- [ ]

JEUDIS
- [ ]
- [ ]
- [ ]
- [ ]

VENDREDIS
- [ ]
- [ ]
- [ ]
- [ ]

SAMEDIS
- [ ]
- [ ]
- [ ]
- [ ]

DIMANCHES
- [ ]
- [ ]
- [ ]
- [ ]

NOTES :

LISTING HEBDOMADAIRE

LUNDIS
- [ ]
- [ ]
- [ ]
- [ ]

MARDIS
- [ ]
- [ ]
- [ ]
- [ ]

MERCREDIS
- [ ]
- [ ]
- [ ]
- [ ]

JEUDIS
- [ ]
- [ ]
- [ ]
- [ ]

VENDREDIS
- [ ]
- [ ]
- [ ]
- [ ]

SAMEDIS
- [ ]
- [ ]
- [ ]
- [ ]

DIMANCHES
- [ ]
- [ ]
- [ ]
- [ ]

NOTES :

RENDEZ-VOUS MEDICAUX

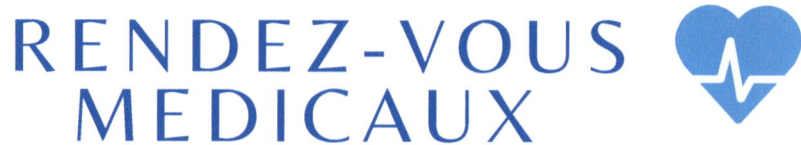

Mois: _____   Année: _____

Objectifs du mois

Organise tes rendez-vous mensuels

Professionnels de santé	Date & heure	Lieu	Motifs du RDV	Docs à apporter	Observations

Notes

RENDEZ-VOUS MEDICAUX

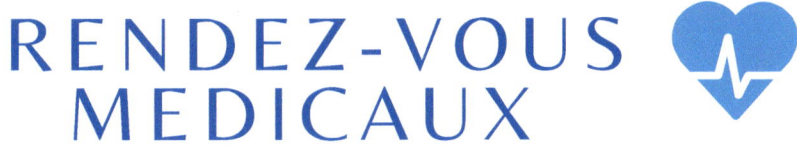

Mois: _____   Année: _____

Objectifs du mois

Organise tes rendez-vous mensuels

Professionnels de santé	Date & heure	Lieu	Motifs du RDV	Docs à apporter	Observations

Notes

PARAMETRES CLINIQUES

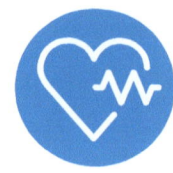

Mois: .... Année : ....

JOUR	TA	FC	HGT	T°C	OBSERVATIONS

PARAMETRES CLINIQUES

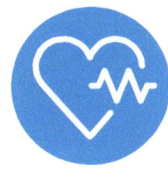

Mois: ……………………………………… Année : ………………………………………

JOUR	TA	FC	HGT	T°C	OBSERVATIONS

RENDEZ-VOUS MEDICAUX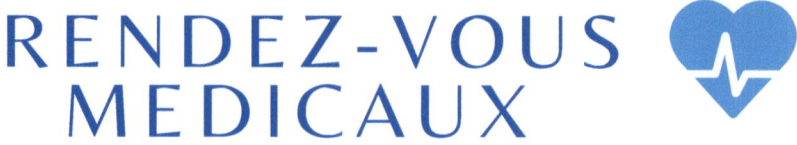

Mois: _____   Année: _____

Objectifs du mois

Organise tes rendez-vous mensuels

Professionnels de santé	Date & heure	Lieu	Motifs du RDV	Docs à apporter	Observations

Notes

RENDEZ-VOUS MEDICAUX

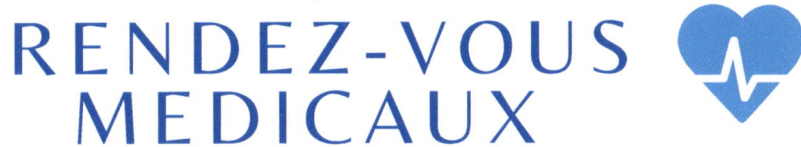

Mois: _____   Année: _____

Objectifs du mois

Organise tes rendez-vous mensuels

Professionnels de santé	Date & heure	Lieu	Motifs du RDV	Docs à apporter	Observations

Notes

PARAMETRES CLINIQUES

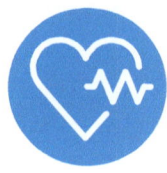

Mois: .... Année : ....

JOUR	TA	FC	HGT	T°C	OBSERVATIONS

PARAMETRES CLINIQUES

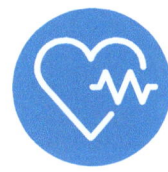

Mois: .... Année : ....

JOUR	TA	FC	HGT	T°C	OBSERVATIONS

RENDEZ-VOUS MEDICAUX

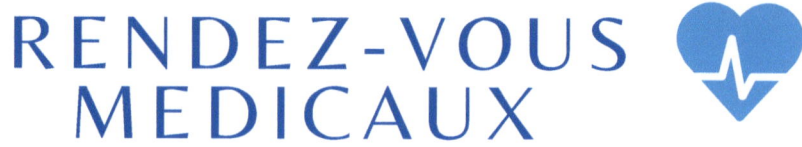

Mois: _____   Année: _____

Objectifs du mois

Organise tes rendez-vous mensuels

Professionnels de santé	Date & heure	Lieu	Motifs du RDV	Docs à apporter	Observations

Notes

RENDEZ-VOUS MEDICAUX

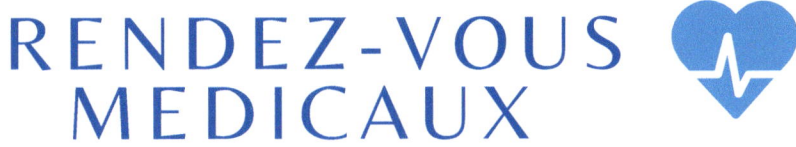

Mois: _____   Année: _____

Objectifs du mois

Organise tes rendez-vous mensuels

Professionnels de santé	Date & heure	Lieu	Motifs du RDV	Docs à apporter	Observations

Notes

PARAMETRES CLINIQUES

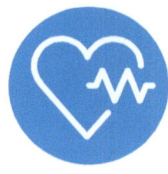

Mois: .... Année : ....

JOUR	TA	FC	HGT	T°C	OBSERVATIONS

PARAMETRES CLINIQUES

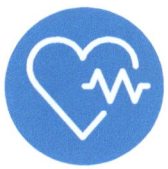

Mois: .... Année : ....

JOUR	TA	FC	HGT	T°C	OBSERVATIONS

RENDEZ-VOUS MEDICAUX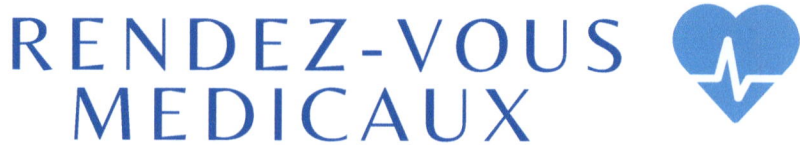

Mois: _____   Année: _____

Objectifs du mois

Organise tes rendez-vous mensuels

Professionnels de santé	Date & heure	Lieu	Motifs du RDV	Docs à apporter	Observations

Notes

RENDEZ-VOUS MEDICAUX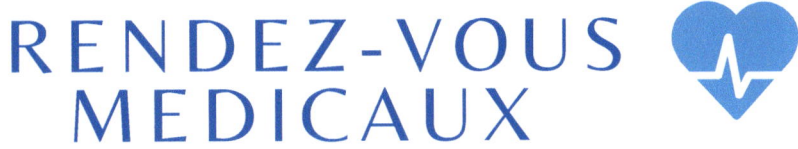

Mois: _____   Année: _____

Objectifs du mois

Organise tes rendez-vous mensuels

Professionnels de santé	Date & heure	Lieu	Motifs du RDV	Docs à apporter	Observations

Notes

PARAMETRES CLINIQUES

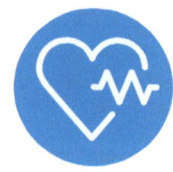

Mois: .... Année : ....

JOUR	TA	FC	HGT	T°C	OBSERVATIONS

PARAMETRES CLINIQUES

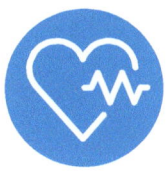

Mois: .... Année : ....

JOUR	TA	FC	HGT	T°C	OBSERVATIONS

RENDEZ-VOUS MEDICAUX

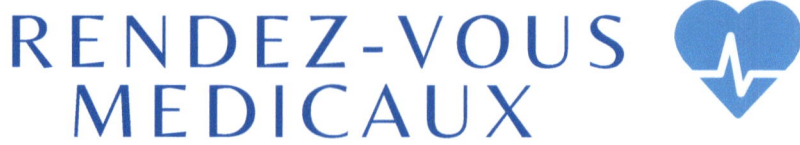

Mois: _____ Année: _____

Objectifs du mois

Organise tes rendez-vous mensuels

Professionnels de santé	Date & heure	Lieu	Motifs du RDV	Docs à apporter	Observations

Notes

RENDEZ-VOUS MEDICAUX

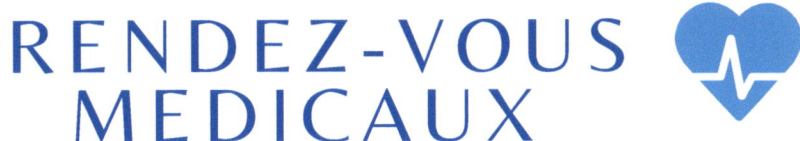

Mois: _____   Année: _____

Objectifs du mois

Organise tes rendez-vous mensuels

Professionnels de santé	Date & heure	Lieu	Motifs du RDV	Docs à apporter	Observations

Notes

PARAMETRES CLINIQUES

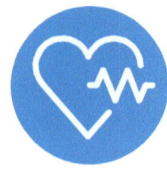

Mois: .... Année : ....

JOUR	TA	FC	HGT	T°C	OBSERVATIONS

PARAMETRES CLINIQUES

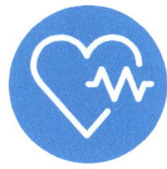

Mois: ………………………………… Année : …………………………………

JOUR	TA	FC	HGT	T°C	OBSERVATIONS

RENDEZ-VOUS MEDICAUX

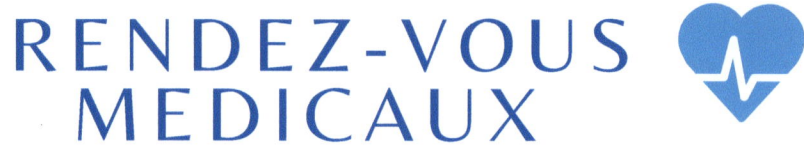

Mois: _____   Année: _____

Objectifs du mois

Organise tes rendez-vous mensuels

Professionnels de santé	Date & heure	Lieu	Motifs du RDV	Docs à apporter	Observations

Notes

RENDEZ-VOUS MEDICAUX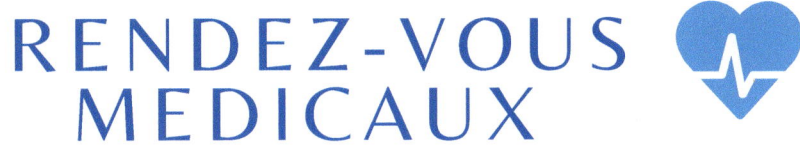

Mois: _____   Année: _____

Objectifs du mois

Organise tes rendez-vous mensuels

Professionnels de santé	Date & heure	Lieu	Motifs du RDV	Docs à apporter	Observations

Notes

PARAMETRES CLINIQUES

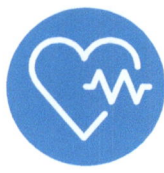

Mois: .... Année : ....

JOUR	TA	FC	HGT	T°C	OBSERVATIONS

PARAMETRES CLINIQUES

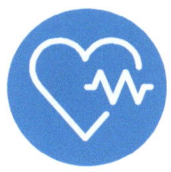

Mois: .... Année : ....

JOUR	TA	FC	HGT	T°C	OBSERVATIONS

RENDEZ-VOUS MEDICAUX

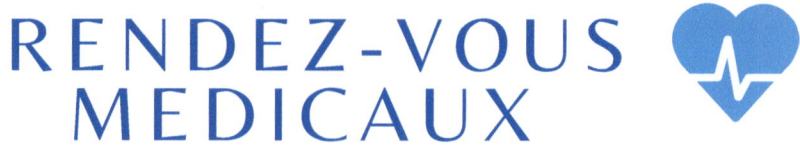

Mois: **Année:**

Objectifs du mois

Organise tes rendez-vous mensuels

Professionnels de santé	Date & heure	Lieu	Motifs du RDV	Docs à apporter	Observations

Notes

RENDEZ-VOUS MEDICAUX

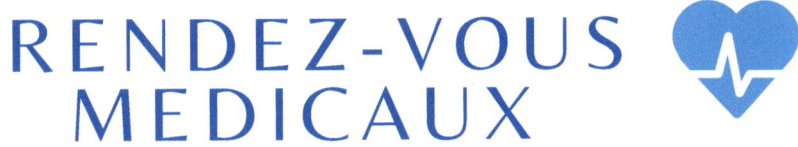

Mois: _____   Année: _____

Objectifs du mois

Organise tes rendez-vous mensuels

Professionnels de santé	Date & heure	Lieu	Motifs du RDV	Docs à apporter	Observations

Notes

PARAMETRES CLINIQUES

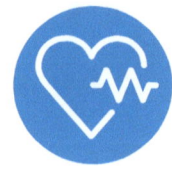

Mois: .... Année : ....

JOUR	TA	FC	HGT	T°C	OBSERVATIONS

PARAMETRES CLINIQUES

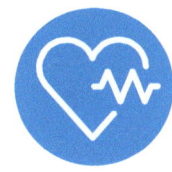

Mois: ………………………………… Année : …………………………………………

JOUR	TA	FC	HGT	T°C	OBSERVATIONS

RENDEZ-VOUS MEDICAUX

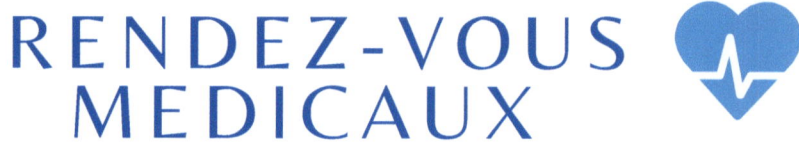

Mois: _____   Année: _____

Objectifs du mois

Organise tes rendez-vous mensuels

Professionnels de santé	Date & heure	Lieu	Motifs du RDV	Docs à apporter	Observations

Notes

RENDEZ-VOUS MEDICAUX

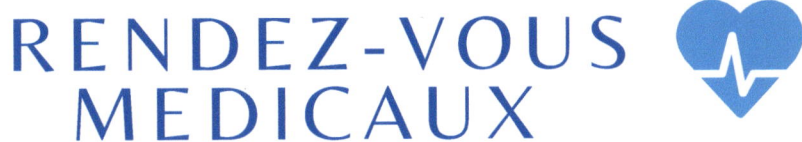

Mois: _____   Année: _____

Objectifs du mois

Organise tes rendez-vous mensuels

Professionnels de santé	Date & heure	Lieu	Motifs du RDV	Docs à apporter	Observations

Notes

PARAMETRES CLINIQUES

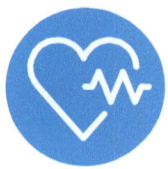

Mois: .... Année : ....

JOUR	TA	FC	HGT	T°C	OBSERVATIONS

PARAMETRES CLINIQUES

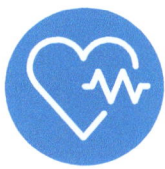

Mois: …………………………………… Année : ……………………………………

JOUR	TA	FC	HGT	T°C	OBSERVATIONS

RENDEZ-VOUS MEDICAUX

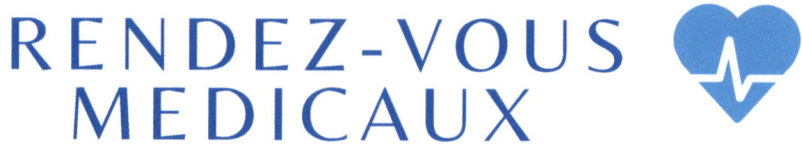

Mois: _____ Année: _____

Objectifs du mois

Organise tes rendez-vous mensuels

Professionnels de santé	Date & heure	Lieu	Motifs du RDV	Docs à apporter	Observations

Notes

RENDEZ-VOUS MEDICAUX

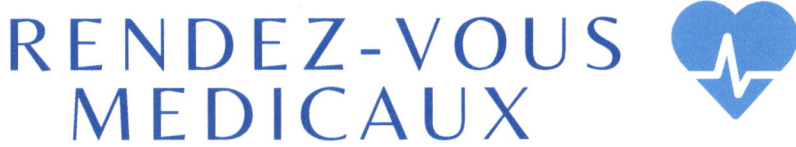

Mois: _____   Année: _____

Objectifs du mois

Organise tes rendez-vous mensuels

Professionnels de santé	Date & heure	Lieu	Motifs du RDV	Docs à apporter	Observations

Notes

PARAMETRES CLINIQUES

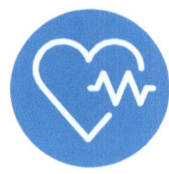

Mois: .... Année : ....

JOUR	TA	FC	HGT	T°C	OBSERVATIONS

PARAMETRES CLINIQUES

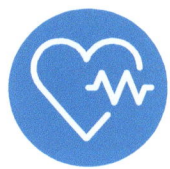

Mois: .... Année : ....

JOUR	TA	FC	HGT	T°C	OBSERVATIONS

RENDEZ-VOUS MEDICAUX

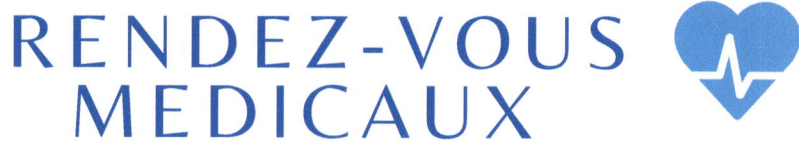

Mois: _____   Année: _____

Objectifs du mois

Organise tes rendez-vous mensuels

Professionnels de santé	Date & heure	Lieu	Motifs du RDV	Docs à apporter	Observations

Notes

RENDEZ-VOUS MEDICAUX

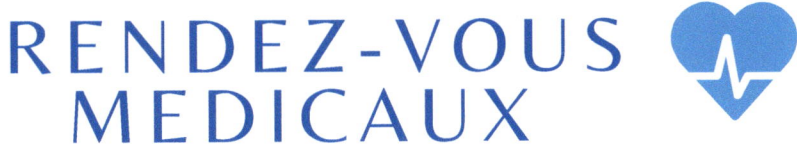

Mois: _____   Année: _____

Objectifs du mois

Organise tes rendez-vous mensuels

Professionnels de santé	Date & heure	Lieu	Motifs du RDV	Docs à apporter	Observations

Notes

PARAMETRES CLINIQUES

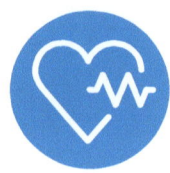

Mois: .... Année : ....

JOUR	TA	FC	HGT	T°C	OBSERVATIONS

PARAMETRES CLINIQUES

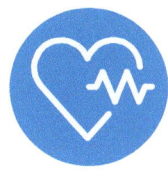

Mois: .... Année : ....

JOUR	TA	FC	HGT	T°C	OBSERVATIONS

RENDEZ-VOUS MEDICAUX

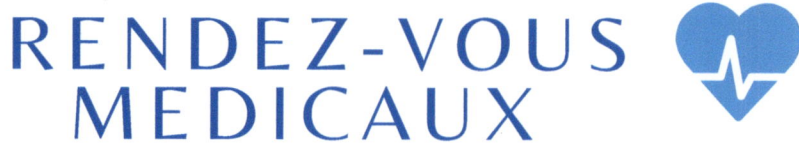

Mois: _____ Année: _____

Objectifs du mois

Organise tes rendez-vous mensuels

Professionnels de santé	Date & heure	Lieu	Motifs du RDV	Docs à apporter	Observations

Notes

RENDEZ-VOUS MEDICAUX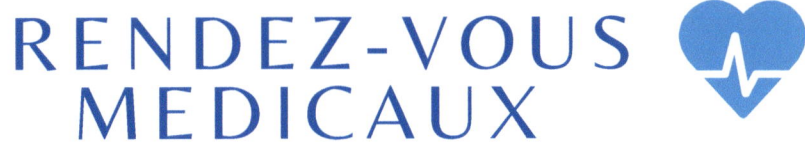

Mois: _____   Année: _____

Objectifs du mois

Organise tes rendez-vous mensuels

Professionnels de santé	Date & heure	Lieu	Motifs du RDV	Docs à apporter	Observations

Notes

PARAMETRES CLINIQUES

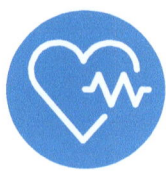

Mois: .... Année : ....

JOUR	TA	FC	HGT	T°C	OBSERVATIONS

PARAMETRES CLINIQUES

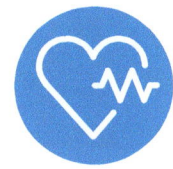

Mois: .... Année : ....

JOUR	TA	FC	HGT	T°C	OBSERVATIONS

RENDEZ-VOUS MEDICAUX

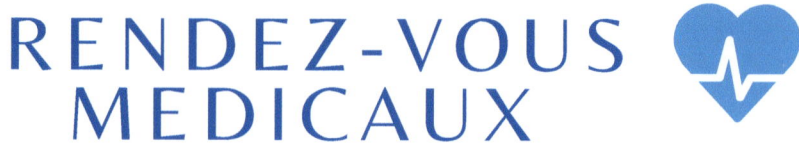

Mois: _____   Année: _____

Objectifs du mois

Organise tes rendez-vous mensuels

Professionnels de santé	Date & heure	Lieu	Motifs du RDV	Docs à apporter	Observations

Notes

RENDEZ-VOUS MEDICAUX

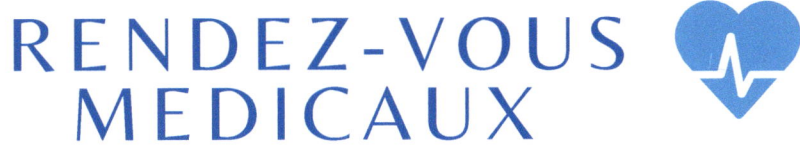

Mois: Année:

Objectifs du mois

Organise tes rendez-vous mensuels

Professionnels de santé	Date & heure	Lieu	Motifs du RDV	Docs à apporter	Observations

Notes

PARAMETRES CLINIQUES

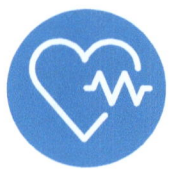

Mois: .... Année : ....

JOUR	TA	FC	HGT	T°C	OBSERVATIONS

PARAMETRES CLINIQUES

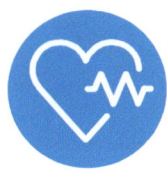

Mois: .... Année : ....

JOUR	TA	FC	HGT	T°C	OBSERVATIONS

RENDEZ-VOUS MEDICAUX

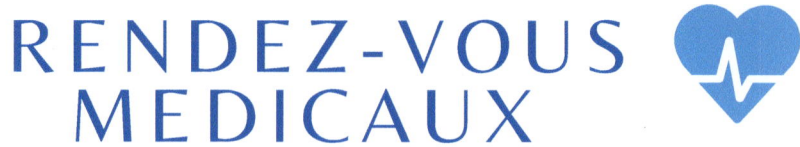

Mois: _____   Année: _____

Objectifs du mois

Organise tes rendez-vous mensuels

Professionnels de santé	Date & heure	Lieu	Motifs du RDV	Docs à apporter	Observations

Notes

RENDEZ-VOUS MEDICAUX

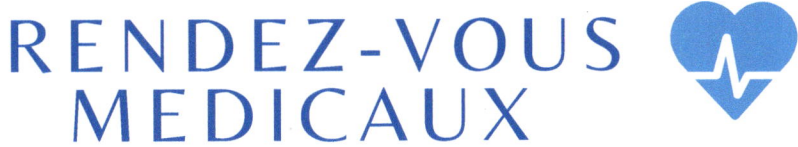

Mois: _____   Année: _____

Objectifs du mois

Organise tes rendez-vous mensuels

Professionnels de santé	Date & heure	Lieu	Motifs du RDV	Docs à apporter	Observations

Notes

PARAMETRES CLINIQUES

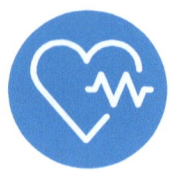

Mois: ……………………………………… Année : ………………………………………

JOUR	TA	FC	HGT	T°C	OBSERVATIONS

PARAMETRES CLINIQUES

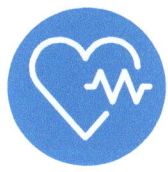

Mois: .... Année : ....

JOUR	TA	FC	HGT	T°C	OBSERVATIONS

RENDEZ-VOUS MEDICAUX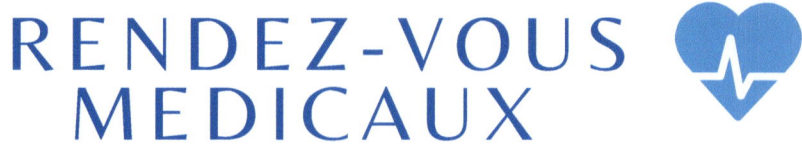

Mois: _____   Année: _____

Objectifs du mois

Organise tes rendez-vous mensuels

Professionnels de santé	Date & heure	Lieu	Motifs du RDV	Docs à apporter	Observations

Notes

RENDEZ-VOUS MEDICAUX

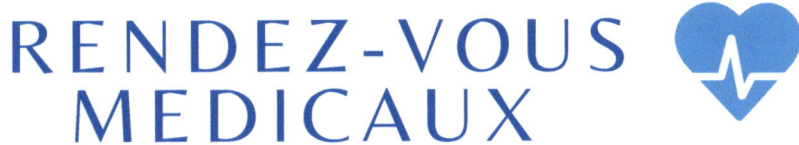

Mois: _____ Année: _____

Objectifs du mois

Organise tes rendez-vous mensuels

Professionnels de santé	Date & heure	Lieu	Motifs du RDV	Docs à apporter	Observations

Notes

PARAMETRES CLINIQUES

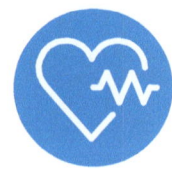

Mois: .... Année : ....

JOUR	TA	FC	HGT	T°C	OBSERVATIONS

PARAMETRES CLINIQUES

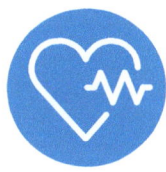

Mois: .... Année : ....

JOUR	TA	FC	HGT	T°C	OBSERVATIONS

RENDEZ-VOUS MEDICAUX

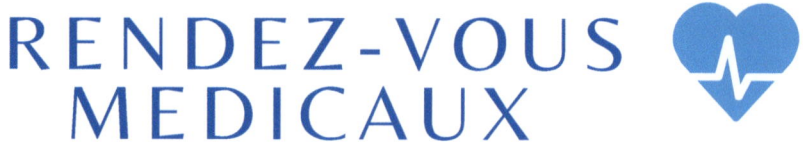

Mois: _____   Année: _____

Objectifs du mois

Organise tes rendez-vous mensuels

Professionnels de santé	Date & heure	Lieu	Motifs du RDV	Docs à apporter	Observations

Notes

RENDEZ-VOUS MEDICAUX

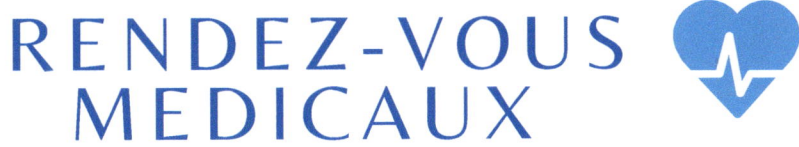

Mois: [　　　　]　　　　Année: [　　　　]

Objectifs du mois

Organise tes rendez-vous mensuels

Professionnels de santé	Date & heure	Lieu	Motifs du RDV	Docs à apporter	Observations

Notes

PARAMETRES CLINIQUES

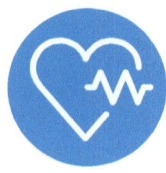

Mois: .... Année : ....

JOUR	TA	FC	HGT	T°C	OBSERVATIONS

PARAMETRES CLINIQUES

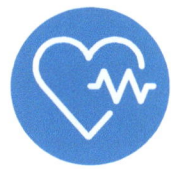

Mois: .... Année : ....

JOUR	TA	FC	HGT	T°C	OBSERVATIONS

RENDEZ-VOUS MEDICAUX

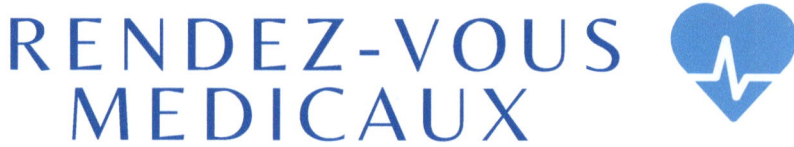

Mois: Année:

Objectifs du mois

Organise tes rendez-vous mensuels

Professionnels de santé	Date & heure	Lieu	Motifs du RDV	Docs à apporter	Observations

Notes

RENDEZ-VOUS MEDICAUX

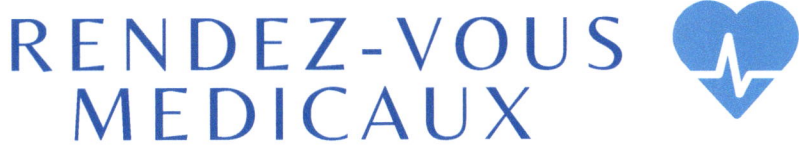

Mois: _____   Année: _____

Objectifs du mois

Organise tes rendez-vous mensuels

Professionnels de santé	Date & heure	Lieu	Motifs du RDV	Docs à apporter	Observations

Notes

PARAMETRES CLINIQUES

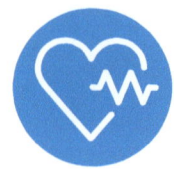

Mois: .... Année : ....

JOUR	TA	FC	HGT	T°C	OBSERVATIONS

PARAMETRES CLINIQUES

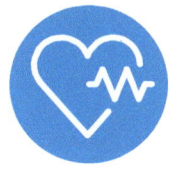

Mois: .... Année : ....

JOUR	TA	FC	HGT	T°C	OBSERVATIONS

RENDEZ-VOUS MEDICAUX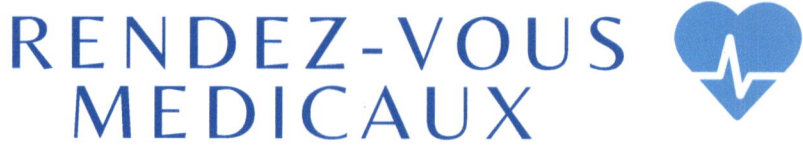

Mois: _____   Année: _____

Objectifs du mois

Organise tes rendez-vous mensuels

Professionnels de santé	Date & heure	Lieu	Motifs du RDV	Docs à apporter	Observations

Notes

RENDEZ-VOUS MEDICAUX

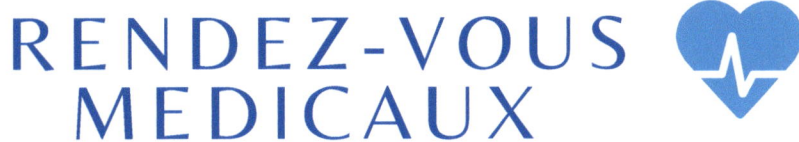

Mois: Année:

Objectifs du mois

Organise tes rendez-vous mensuels

Professionnels de santé	Date & heure	Lieu	Motifs du RDV	Docs à apporter	Observations

Notes

PARAMETRES CLINIQUES

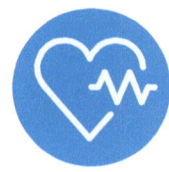

Mois: .... Année : ....

JOUR	TA	FC	HGT	T°C	OBSERVATIONS

PARAMETRES CLINIQUES

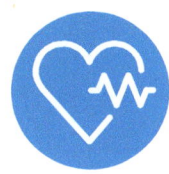

Mois: .... Année : ....

JOUR	TA	FC	HGT	T°C	OBSERVATIONS

RENDEZ-VOUS MEDICAUX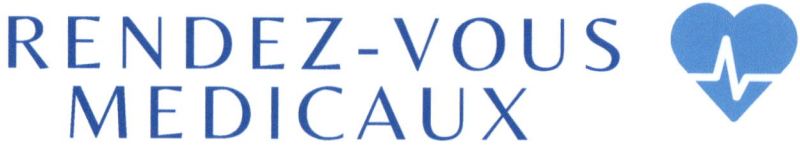

Mois: _____   Année: _____

Objectifs du mois

Organise tes rendez-vous mensuels

Professionnels de santé	Date & heure	Lieu	Motifs du RDV	Docs à apporter	Observations

Notes

RENDEZ-VOUS MEDICAUX

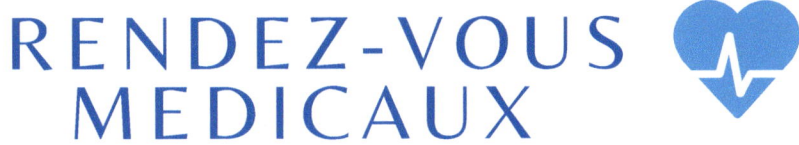

Mois: _____   Année: _____

Objectifs du mois

Organise tes rendez-vous mensuels

Professionnels de santé	Date & heure	Lieu	Motifs du RDV	Docs à apporter	Observations

Notes

PARAMETRES CLINIQUES

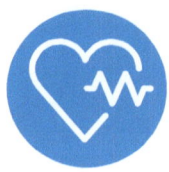

Mois: .... Année : ....

JOUR	TA	FC	HGT	T°C	OBSERVATIONS

PARAMETRES CLINIQUES

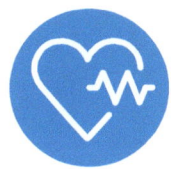

Mois: ………………………………… Année : …………………………………

JOUR	TA	FC	HGT	T°C	OBSERVATIONS

RENDEZ-VOUS MEDICAUX

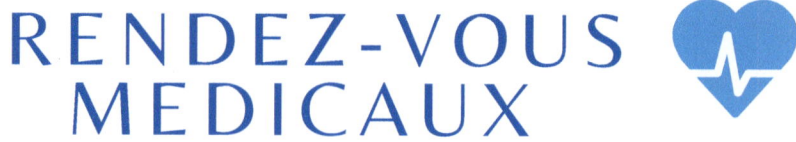

Mois: _____   Année: _____

Objectifs du mois

Organise tes rendez-vous mensuels

Professionnels de santé	Date & heure	Lieu	Motifs du RDV	Docs à apporter	Observations

Notes

RENDEZ-VOUS MEDICAUX

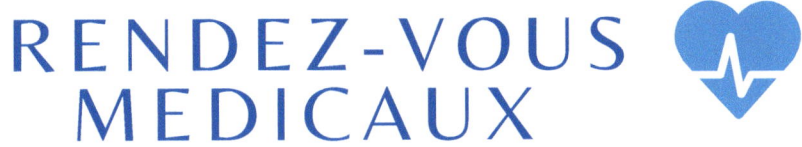

Mois: _____   Année: _____

Objectifs du mois

Organise tes rendez-vous mensuels

Professionnels de santé	Date & heure	Lieu	Motifs du RDV	Docs à apporter	Observations

Notes

PARAMETRES CLINIQUES

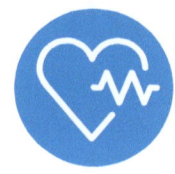

Mois: .... Année : ....

JOUR	TA	FC	HGT	T°C	OBSERVATIONS

PARAMETRES CLINIQUES

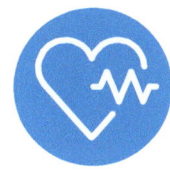

Mois: .... Année : ....

JOUR	TA	FC	HGT	T°C	OBSERVATIONS

RENDEZ-VOUS MEDICAUX

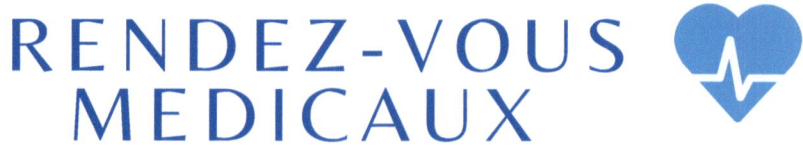

Mois: _____   Année: _____

Objectifs du mois

Organise tes rendez-vous mensuels

Professionnels de santé	Date & heure	Lieu	Motifs du RDV	Docs à apporter	Observations

Notes

RENDEZ-VOUS MEDICAUX

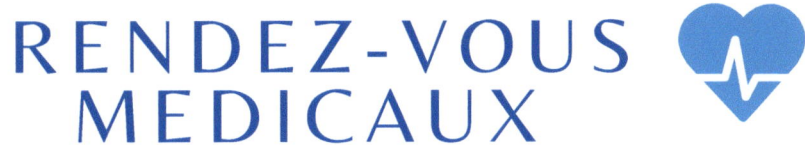

Mois: _____   Année: _____

Objectifs du mois

Organise tes rendez-vous mensuels

Professionnels de santé	Date & heure	Lieu	Motifs du RDV	Docs à apporter	Observations

Notes

PARAMETRES CLINIQUES

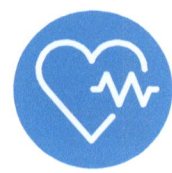

Mois: .... Année : ....

JOUR	TA	FC	HGT	T°C	OBSERVATIONS

PARAMETRES CLINIQUES

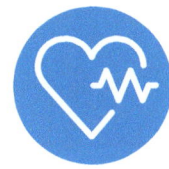

Mois: …………………………………… Année : ……………………………………

JOUR	TA	FC	HGT	T°C	OBSERVATIONS

LISTE DE CONTACTS

Médecins / Paramédicaux

Nom :

Numéro de téléphone :

Adresse :

Adresse email :

Médecins / Paramédicaux

Nom :

Numéro de téléphone :

Adresse :

Adresse email :

Médecins / Paramédicaux

Nom :

Numéro de téléphone :

Adresse :

Adresse email :

LISTE DE CONTACTS

Médecins / Paramédicaux

Nom :

Numéro de téléphone :

Adresse :

Adresse email :

Médecins / Paramédicaux

Nom :

Numéro de téléphone :

Adresse :

Adresse email :

Médecins / Paramédicaux

Nom :

Numéro de téléphone :

Adresse :

Adresse email :

LISTE DE CONTACTS

Médecins / Paramédicaux

Nom :

Numéro de téléphone :

Adresse :

Adresse email :

Médecins / Paramédicaux

Nom :

Numéro de téléphone :

Adresse :

Adresse email :

Médecins / Paramédicaux

Nom :

Numéro de téléphone :

Adresse :

Adresse email :

LISTE DE CONTACTS

Médecins / Paramédicaux

Nom :

Numéro de téléphone :

Adresse :

Adresse email :

Médecins / Paramédicaux

Nom :

Numéro de téléphone :

Adresse :

Adresse email :

Médecins / Paramédicaux

Nom :

Numéro de téléphone :

Adresse :

Adresse email :

MON CALENDRIER

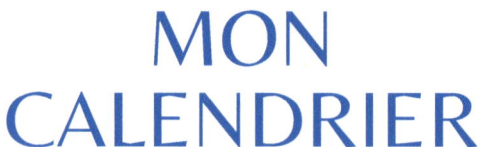

Ton agenda de rendez-vous de l'année est terminé?
Alors, penses à noter tes rendez-vous de l'année suivante pour ne rien manquer!

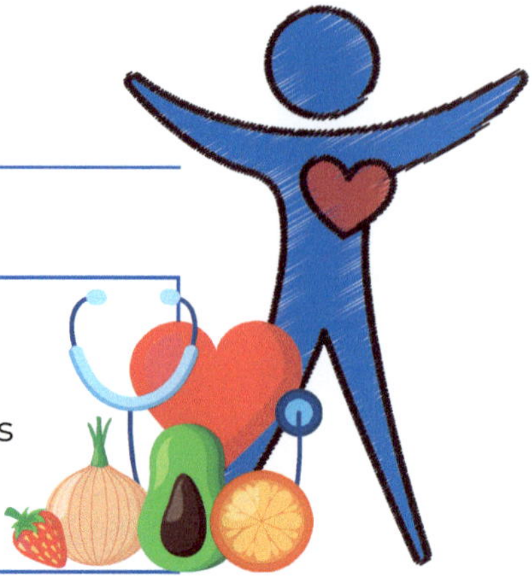

Janvier	Février	Mars	Avril

Mai	Juin	Juillet	Août

Septembre	Octobre	Novembre	Décembre

MON CALENDRIER

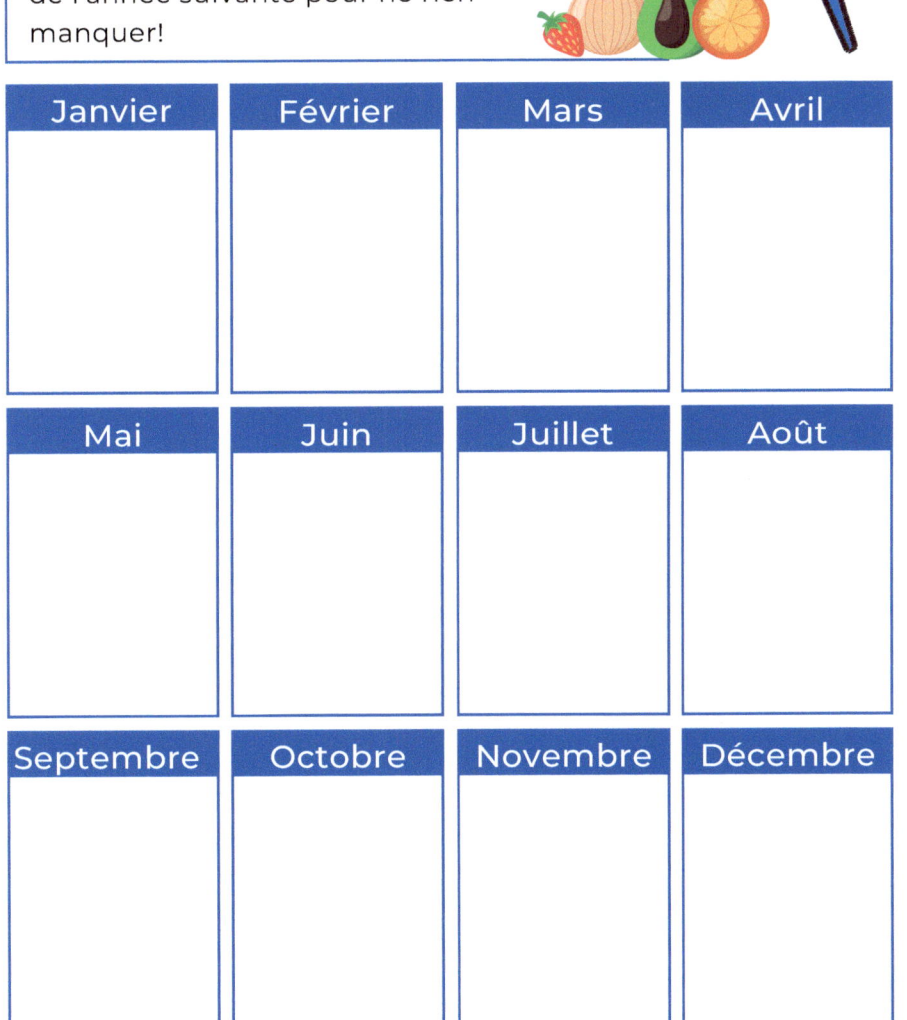

Ton agenda de rendez-vous de l'année est terminé?
Alors, penses à noter tes rendez-vous de l'année suivante pour ne rien manquer!

Janvier	Février	Mars	Avril

Mai	Juin	Juillet	Août

Septembre	Octobre	Novembre	Décembre

NOTES

NOTES

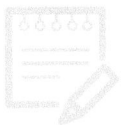

NOTES

NOTES

NOTES

NOTES

www.ingramcontent.com/pod-product-compliance
Lightning Source LLC
Chambersburg PA
CBHW040317220526
45473CB00009B/2468